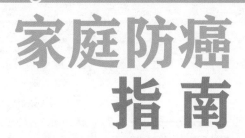

家庭防癌
指南

国家卫生健康委员会疾病预防控制局　指导
国家癌症中心　编

U0278115

中国人口出版社
China Population Publishing House
全国百佳出版单位

图书在版编目（CIP）数据

家庭防癌指南 / 国家癌症中心编. -- 北京：中国
人口出版社，2021.4
ISBN 978-7-5101-7845-0

Ⅰ.①家... Ⅱ.①国... Ⅲ.①癌-防治-指南 Ⅳ.
①R73-62

中国版本图书馆CIP数据核字（2021）第058203号

家庭防癌指南
JIATING FANGAI ZHINAN

国家癌症中心　编

责 任 编 辑	何　军
装 帧 设 计	李尘工作室
责 任 印 制	林　鑫　单爱军
出 版 发 行	中国人口出版社
印　　　刷	北京柏力行彩印有限公司
开　　　本	880毫米×1230毫米　1/32
印　　　张	2.25
字　　　数	50千字
版　　　次	2021年4月第1版
印　　　次	2021年4月第1次印刷
书　　　号	ISBN 978-7-5101-7845-0
定　　　价	10.00元

网　　　址	www.rkcbs.com.cn
电 子 信 箱	rkcbs@126.com
总编室电话	（010）83519392
发行部电话	（010）83510481
传　　　真	（010）83538190
地　　　址	北京市西城区广安门南街80号中加大厦
邮 政 编 码	100054

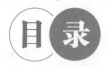

目 录

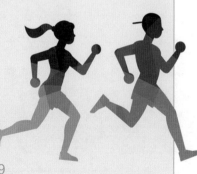

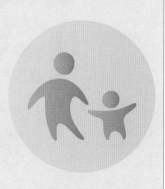

一 认识癌症

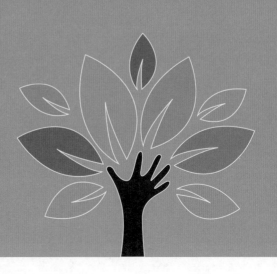

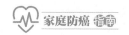
癌症是威胁我国居民健康的主要慢性病之一。癌症死亡率的上升大部分可归因于老年人口的增长，随着我国人口老龄化进程加快，癌症防控形势日益严峻。

2015 年我国发病率排在前十位的癌症。

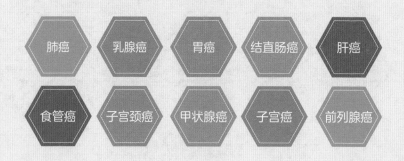

我国死亡率排在前十位的癌症。

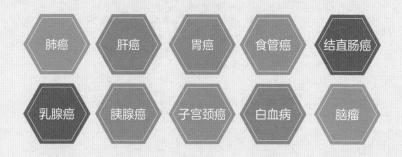

目前，男性肺癌的发病率最高，胰腺癌、前列腺癌和白血病呈上升趋势；而女性肺癌、乳腺癌、子宫颈癌、子宫癌和甲状腺癌的发病率上升趋势明显。

癌症的发生是一个复杂而漫长的过程，一般情况下需要 10 ～ 20 年的时间，在这段时间里我们可以通过多种途径进

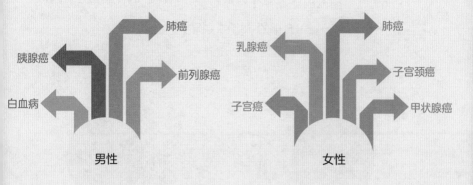

肺癌

胰腺癌

前列腺癌

白血病

男性

乳腺癌

肺癌

子宫颈癌

子宫癌

甲状腺癌

女性

行防控。

世界卫生组织提出的癌症三级预防策略，可以有效降低癌症的疾病负担。

癌症的确是可防可控的。美国 1991 ～ 2017 年癌症的死亡率下降了 29%。日本 2005 ～ 2015 年癌症的死亡率下降了

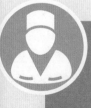

一级预防是病因预防，就是要尽量避免或减少危险因素，降低癌症发病风险。

二级预防是对高危人群进行早期筛查、早期诊断和早期治疗，提高癌症的治愈率。

三级预防是通过合理治疗和康复，提高患者生存率和生存质量。

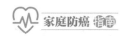
15.6%。中国的癌症 5 年生存率也从 2003 ～ 2005 年的 30.9%
上升到 2012 ～ 2015 年的 40.5%（图 1）。

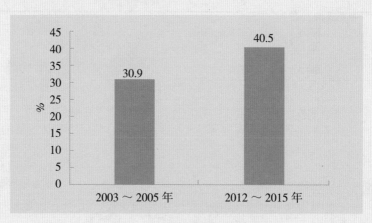

图 1　中国的癌症 5 年生存率

生活方式、感染、饮食、环境、遗传以及代谢等因素都
会影响癌症的发生。通过避免危险因素，比如，改变不良生
活习惯等，就可以初步实现对癌症的预防。

癌症防控形势虽然严峻，但只要树立防癌意识，保持健
康的生活方式，注意做好筛查和早诊，癌症一定能够得到有
效的防控。

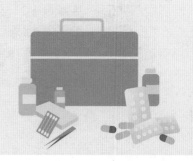

二 家庭与防癌

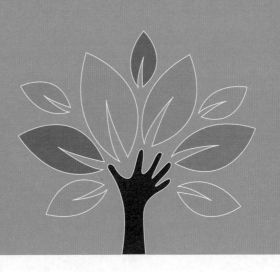

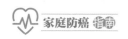

（一）家庭对防癌的重要意义

　　家庭是社会的细胞，也是每个人放松身心的港湾，我们日常生活的绝大部分时间是在家庭环境和氛围中度过的。每个家庭的衣食住行、文明程度乃至家风家规，都与家庭成员的健康息息相关。个人是健康的第一"守门人"，家庭成员争做家人的健康"守护神"，家庭也就必然会成为全家健康的"避风港"。

　　对绝大多数癌症而言，生活习惯是主要的风险因素。个人的生活习惯（饮食模式、饮食习惯、生活态度、行为模式）受家庭影响巨大，因而从家庭角度出发来预防癌症具有重要的意义。

饮食模式　　饮食习惯

生活习惯

生活态度　　行为模式

首先，饮食的偏好。据估计，30% ～ 40% 的癌症发病与饮食有关。中国是一个饮食大国，千百年来形成了具有不同地域特点、民族特征的多样饮食习惯。随着改革开放的推进，西方饮食文化也逐渐影响了国人的餐桌。如果按一天两顿饭计算，一年当中有 700 多顿饭是在家里吃的，如果家庭不能采取健康的饮食模式，长期下来导致肿瘤发生的风险是巨大的。

其次，家庭成员间的关系。和睦的家庭关系可以使家庭成员心情放松，交感神经和副交感神经活动正常，保持神经内分泌系统平衡、激素水平稳定，也保证了免疫系统的稳定，使之正常发挥"人体卫士"的作用。

最后，生活模式的选择。比如，久坐还是运动，就与某些癌症的发生风险有关系。早睡还是熬夜，对身体的影响也非常明显。人的大部分睡眠是在家庭环境中发生的，良好的睡眠不仅有助于体力的恢复，更有助于细胞 DNA 的修复，而肿瘤往往始于细胞的遗传物质 DNA 遭到破坏。

总之，家庭成员患癌风险有可能受相同的环境因素影响，也会受个人不同行为模式和嗜好的影响。但不管怎么说，潜藏癌症发生风险的很多因素与居家日常生活密切相关。

小贴士 家庭是防癌的主要场所。在家庭防癌中，我们每个人既有家庭共同的责任，也有个人的责任。每个人都是家庭防癌的第一责任人。

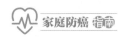
（二）家庭防癌需关注的因素

　　在家庭的日常生活中，有哪些事与癌症的发生发展关系密切？我们简单地给大家梳理一下。了解这些柴米油盐酱醋茶的身边小事，注意这些鸡毛蒜皮的家长里短，不但家里的小日子会过得红红火火，而且有益于家人健康长寿、家庭幸福美满。

1. 饮食习惯

　　饮食和营养与30%左右的癌症发生有关，调整家庭饮食习惯、"管住嘴"，是帮助家人预防癌症的最经济有效的方法。

　　我国幅员辽阔，饮食多样，地域差异巨大，但整体来看，家庭人群普遍存在新鲜蔬菜、水果的摄入量不足，这可能会增加口咽癌、喉癌、食管癌、胃癌和肺癌等多种癌症发生的风险。目前世界上比较公认的健康饮食模式，是以蔬菜、水果、鱼类、五谷杂粮、豆类和橄榄油为主的"地中海膳食"模式。"地中海膳食"模式可减少炎症反应，增强人体的抗氧化能力，被证实是最有效的降低癌症及心血管疾病等多种慢性病发生风险的饮食模式。因此，鼓励家庭饮食结构尽可能靠近和采用"地中海膳食"模式。

在家庭饮食中，应有意识地多吃新鲜蔬菜、水果，同时尽量选用颜色多样的蔬菜、水果，全面均衡补充营养。食用量上，每人每天应吃 300～500 克蔬菜、200～400 克水果；力求食物品种丰富，多吃谷类、薯类；常吃奶类、豆类及其制品；吃适量的鱼、禽、蛋、瘦肉，少吃肥肉和荤油；尽量清淡少盐。烧烤类食物中的苯并芘、发霉谷类中的黄曲霉毒素，均为明确的致癌物，应尽量避免食用。

在烹调时，也要注重营养与美味的结合，同类食物尽量变换烹调方式，食材力求多样，合理调配一日三餐。

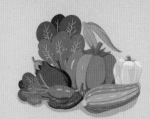

> 选颜色多样的蔬菜、水果

> 多吃谷类、薯类

> 多吃奶类、豆类及其制品

> 吃适量的鱼、禽、蛋、瘦肉

> 少吃肥肉和荤油

> 清淡少盐

> 避免食用烧烤类食物及发霉食物

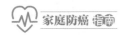
② 加工肉类

在我国传统的家庭饮食中，加工肉类因其独特的风味而深受喜爱，但过量、长期食用加工肉类会增加罹患乳腺癌、结直肠癌等多种癌症的风险。这是因为加工肉类中含有的亚硝基化合物是明确的致癌物。家里自己制作腊肉、香肠等食品时，应选择新鲜偏瘦的肉类，尽量采用风吹晾干，避免高温烘烤和烟熏。食用时应多搭配新鲜蔬菜，以起到一定的对抗作用，既满足了食欲，又降低了危害。

> **小贴士** 在家庭饮食中应尽量少吃熏肉、腊肠、咸鱼等加工类食品。建议每周不超过一次，食用量不超过100克（2两）。

③ 酒精饮料

不论白酒、啤酒、红酒，还是酒精饮料，都会在人体内代谢而产生乙醛，这是世界卫生组织确认的致癌物。酒精和很多癌症的发生有关，最好还是不饮酒或少饮酒。《中国居民膳食指南（2016）》建议成年男性一天饮用的酒精量不超过25g，成年女性一天不超过15g，儿童、少年、妊娠妇女、哺乳期女性等特殊人群不应饮酒。个人应自觉避免过度饮酒，家庭成员也要积极劝诫、互相监督。

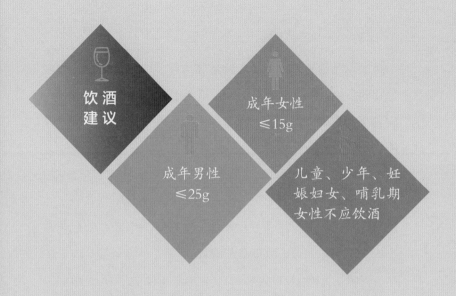

饮酒
建议

成年女性
≤15g

成年男性
≤25g

儿童、少年、妊娠妇女、哺乳期女性不应饮酒

❹ 公筷和分餐

　　幽门螺杆菌感染是慢性活动性胃炎、消化性溃疡及胃癌的主要致病因素。我国约有一半的人群感染了幽门螺杆菌，且有明显的家族聚集现象。目前已经有了治疗幽门螺杆菌的成熟方案，可以根除大部分的感染。对于家庭而言，分餐和使用公筷是预防幽门螺杆菌感染最简单可行的方法。平时应注意碗筷消毒、口腔卫生、定期换牙刷，摒弃嘴对嘴给婴幼儿喂食或将咀嚼后的食物给孩子吃的习惯，以有效防控幽门螺杆菌感染。若家里有人感染了幽门螺杆菌，应和家人同时治疗。

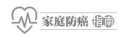

⑤ 吸烟

烟草是最重要的致癌危险因素之一，吸烟能够导致很多癌症的发生。吸烟与肺癌的关系最为密切。除此之外，喉癌、食管癌、胃癌、膀胱癌、结直肠癌、乳腺癌、肝癌、肾癌等癌症的发生也与吸烟有关。

对于一个家庭而言，烟草烟雾是危害最为广泛和严重的室内污染源。我国有超过 50% 的人不同程度地受到二手烟的危害，其中大部分危害发生于家庭之中。一个人吞云吐雾好不快哉，一家人被动吸烟有苦难言。

另外，成年人的吸烟行为本身对子女也有负面影响，生活在有长辈吸烟的家庭中的孩子成年后更容易出现吸烟行为。

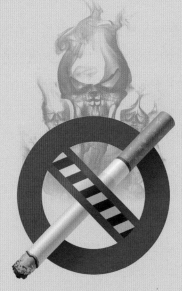

❻ 居住环境

环境中的噪声、粉尘、化学物质等有害成分，与癌症的发生密切相关。家庭作为人们生活的重要场所，居住环境更能直接影响家人的健康。

装修是家庭室内污染的重要来源。装修材料中不同程度地存在着甲醛、苯、放射性气体氡等有害物质，这些物质能够通过呼吸道或皮肤接触侵入人体，增加家庭成员患呼吸道肿瘤、白血病等癌症的风险。建议有低龄儿童的家庭非必要不装修，若装修应从简，尽量选用绿色环保建材，避免健康风险。

中式烹饪讲究煎、炸、炝、炒，大多离不开旺火烧油，这样的烹饪方式容易迅速产生大量油烟及 PM2.5。吸入烹饪油烟能够显著增加肺癌的发生概率。

小贴士　做饭时先打开油烟机再开火炒菜，以减少家庭成员的油烟摄入量，守护家人的呼吸健康。

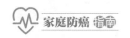

7 个人卫生

很多病原体引起的慢性感染是癌症发生的重要危险因素。例如，人乳头状瘤病毒（HPV）和子宫颈癌，乙型肝炎病毒（HBV）、丙型肝炎病毒（HCV）和肝癌，人类疱疹病毒——EB病毒（EBV）和Burkitt淋巴瘤、鼻咽癌的关系都非常密切。

如果不注意家庭和个人卫生，这些病原体就会在夫妻、母婴等不同家庭成员间传播。因此，每个家庭成员都要特别注意手部、口腔和身体卫生，同时应及时接种疫苗，切断传播途径。

8 健康体重

超重和肥胖是罹患癌症的主要危险因素之一，可显著增加患结直肠癌、乳腺癌等癌症的风险。随着人们生活条件的改善，普遍存在能量摄入过多而运动过少的现象，这很容易导致肥胖。研究表明，每天看电视的时间增加2小时，患结直肠癌的风险增加7%。

家庭是保持合理体重、防止超重肥胖的"主战场"。在家庭生活中，家庭成员一起保持健康的膳食习惯和适量的运动，可以促进身心健康，预防因肥胖引起的癌症。世界卫生组织推荐成年人每天应进行至少30分钟中等强度的体力活动。将运动融入家庭生活，与家人一起锻炼，相互间不仅能起到督促作用，还能提供支持和帮助。

❾ 家庭氛围

随着生物—心理—社会医学模式的普及，社会心理因素与癌症的关系也越来越被重视。

不和谐的家庭氛围（家庭成员矛盾冲突、夫妻感情破裂等）以及应激事件的精神创伤（如亲人患重病、死亡），会导致家庭成员长期处于消极情绪中（如焦虑、抑郁、愤怒、恐惧等）。长期处于不良情绪中会影响人体的内分泌和免疫系统，降低机体免疫功能，直接或间接地诱发癌症。良好的家庭氛围、和谐轻松的家庭环境有利于身心健康，不仅是家庭和谐发展的重要基础，还可以将癌症阻挡在家门之外。

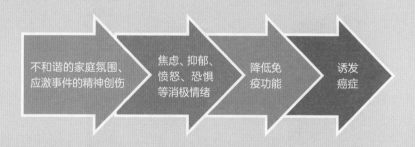

营造良好的家庭氛围，做好家庭成员的情绪管理，是家庭防癌的重要一环。有人处于负面情绪时，其他家庭成员应主动关爱疏导、陪伴减压，鼓励其尽早摆脱负面情绪的困扰，必要时进行心理治疗和干预。

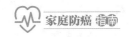

当家中有人被诊断为癌症时，家庭要全力支持其树立战胜癌症的信心。其他家庭成员要多与之沟通交流，帮助其缓解压力、疏导情绪、正确面对。

在康复阶段，癌症患者更需要家人的陪伴与关爱。家庭是最好的康复场所，家属的情绪直接影响患者的情绪，家庭成员有责任为癌症患者提供一个宽松的心理环境，鼓励患者参加力所能及的家庭活动和社会活动，使其逐步回归正常的工作、生活。

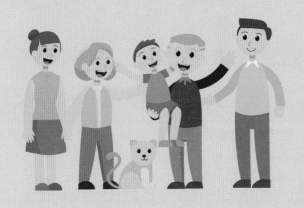

三　家庭防癌的一级预防

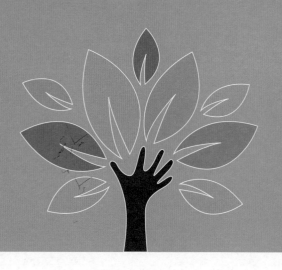

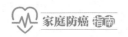
（一）一级预防的概念

　　癌症的一级预防是指病因预防，是针对肿瘤发病的危险因素而采取的一系列预防措施。研究发现，通过改变不良的生活方式，我国约有 45% 的癌症可以得到有效预防。家庭是预防癌症的基本单位，在家庭日常生活中更要注意保持健康的生活方式，避免接触危险因素，保护全家健康。

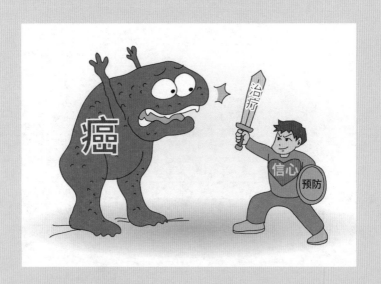

（二）一级预防的主要措施

① 控烟

吸烟者戒烟，不吸烟者减少二手烟暴露。

② 远离病原体

包括接种乙型肝炎病毒疫苗、人乳头状瘤病毒疫苗；避免过早性生活，减少高危性行为；避免口对口喂养婴幼儿；聚餐使用公筷；等等。

③ 限酒

建议成年男性一天饮用酒精量不超过25g，成年女性不超过15g，儿童、少年、妊娠妇女、哺乳期女性等不应饮酒。

④ 保持健康体重

身体质量指数（BMI）（kg/m²）=体重（kg）/身高（m）的平方。正常：$18.5 \leqslant BMI < 23.9$；超重：$24.0 \leqslant BMI < 28.0$；肥胖：$BMI \geqslant 28.0$。

❺ 适度运动

每周至少5天中等强度锻炼，累计150分钟以上，避免久坐。

❻ 合理膳食

食物多样、谷类为主；多吃蔬果、奶类、大豆，适量食用坚果；适量摄入鱼、禽、蛋、瘦肉，少吃肥肉及烟熏、腌制、加工肉类；清淡饮食，低盐、低油、低糖；多喝白开水和绿茶，少喝含糖饮料。

❼ 减少室内空气污染

加强室内通风，环保装修，减少厨房油烟。

❽ 其他

加强职业和个人防护，避免电离辐射，提倡母乳喂养。

（三）常见癌种的一级预防

1.肺癌

危险因素

（1）年龄、性别：随年龄增长风险增加，男性风险高于女性。

（2）吸烟。

（3）肺部慢性炎症、慢性阻塞性肺病及肺纤维化。

（4）石棉、氡、煤烟废气暴露等。

（5）室内外空气污染。

（6）恶性肿瘤及肺癌家族史。

预防措施

（1）控烟：家庭成员严格控烟，减少二手烟暴露。

（2）工作场所加强职业防护。

（3）烹饪时打开油烟机，减少厨房油烟。

（4）选择绿色环保装修材料，避免装修污染。

（5）积极治疗慢性肺部疾病。

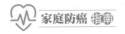
2. 乳腺癌

 危险因素

（1）吸烟、饮酒、肥胖及缺少运动。

（2）月经初潮早、绝经晚。

（3）无生育或初产年龄大。

（4）无哺乳史或哺乳时间较少。

（5）绝经后使用激素。

（6）乳腺密度高。

（7）良性乳腺疾病史。

（8）乳腺癌、卵巢癌家族史。

预防措施

（1）戒烟限酒、适度运动，远离高危因素。

（2）健康饮食、多吃蔬菜，保持健康体重。

（3）适时生育，母乳喂养。

（4）心情舒畅，生活规律。

③ 结直肠癌

危险因素

（1）年龄：随年龄增长风险增加。

（2）男性风险高于女性。

（3）家族史。

（4）高脂饮食、肥胖、吸烟、酗酒、缺乏锻炼等。

（5）糖尿病。

（6）全谷物和膳食纤维摄入不足、大量食用加工肉类。

（7）炎性肠病。

（8）家族性腺瘤性息肉病、林奇综合征等遗传史。

预防措施

（1）坚持体育锻炼，避免肥胖。

（2）增加粗纤维、新鲜水果摄入，避免高脂、高蛋白饮食。

（3）戒烟限酒。

（4）治疗糖尿病和肠炎等慢性疾病。

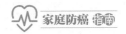

④. 胃癌

危险因素

（1）年龄：随年龄增长风险增加。

（2）幽门螺杆菌感染。

（3）高盐饮食，烟熏煎烤炸食品、红肉及加工肉类摄入过多。

（4）饮食不规律、吃饭速度快、暴饮暴食、吃剩饭菜等。

（5）水果、蔬菜摄入不足。

（6）吸烟、饮酒。

（7）胃癌家族史。

（8）胃部慢性疾病。

（9）糖尿病、肥胖、精神心理社会因素、免疫因素等。

预防措施

（1）少吃腌制食物、烟熏食物、油煎食物、红肉以及加工肉类，多吃蔬菜和水果。

（2）吃饭细嚼慢咽。

（3）戒烟限酒。

（4）积极治疗胃部慢性疾病并定期复查。

（5）幽门螺杆菌感染者应及时杀菌。

5. 食管癌

危险因素

（1）年龄：随年龄增长风险增加。

（2）长期食用腌制、油炸、红肉类和受到真菌污染的食品，喜烫饮、烫食，水果、蔬菜摄入不足。

（3）吸烟与饮酒。

（4）肥胖，食管反流、食管裂孔疝。

（5）口腔卫生不良。

（6）食管癌家族史。

预防措施

（1）少吃腌制食品、红肉类食品、加工肉类及油炸食品。

（2）合理饮食，营养均衡，多吃水果、蔬菜，不吃霉变食品。

（3）戒烟限酒，避免烫饮、烫食。

（4）积极治疗慢性疾病。

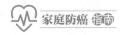

6. 肝癌

 危险因素

（1）乙型肝炎病毒（HBV）和丙型肝炎病毒（HCV）慢性感染。

（2）黄曲霉毒素污染。

（3）饮酒与吸烟。

（4）肥胖、脂肪肝及代谢综合征。

（5）肝硬化。

（6）恶性肿瘤家族史。

预防措施

（1）接种乙肝疫苗，对感染者进行抗病毒治疗。

（2）戒烟限酒，保持健康体重。

（3）及时治疗和控制代谢性疾病。

（4）不吃发霉的花生、玉米等。

（5）注意休息，生活规律，心情舒畅。

7. 子宫颈癌

危险因素

（1）高危型人乳头状瘤病毒持续性感染。

（2）艾滋病病毒（HIV）、疱疹病毒（HSV-2）、沙眼衣原体和淋病奈瑟菌等病原微生物协同感染。

（3）过早开始性生活，多个性伴侣。

（4）吸烟。

（5）子宫颈癌家族史。

预防措施

（1）适龄接种 HPV 疫苗。

（2）注意个人卫生。

（3）减少高危性行为。

（4）推迟初次性行为年龄。

（5）不吸烟。

（6）预防、治疗慢性子宫颈炎等疾病。

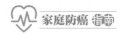

8. 卵巢癌

 危险因素

（1）年龄：随年龄增长风险增加。

（2）肥胖。

（3）月经初潮早、绝经晚。

（4）吸烟。

（5）子宫内膜异位症。

（6）绝经期激素使用。

（7）卵巢癌家族史。

预防措施

（1）坚持锻炼，避免肥胖。

（2）不吸烟。

（3）正确使用外源性雌激素。

9. 鼻咽癌

危险因素

（1）EB 病毒感染。

（2）鼻咽癌家族史。

（3）腌制食品。

（4）吸烟。

（5）高发地区（华南地区）。

预防措施

（1）避免 EB 病毒感染。

（2）少吃咸鱼、腌肉和腌菜等含大量亚硝胺类的食品。

（3）戒烟。

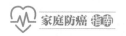

10. 白血病

 危险因素

（1）病毒感染。

（2）遗传：遗传因素和某些白血病发病有关。

（3）辐射：电离辐射有致白血病作用。

（4）化学因素：包括苯及烷化剂和细胞毒药物。

预防措施

（1）保持健康生活，避免病毒感染。

（2）工作场所做好职业防护。

（3）家庭装修绿色环保，远离装修污染及辐射。

11 甲状腺癌

危险因素

（1）性别：女性发病风险高于男性。

（2）肥胖。

（3）辐射。

（4）碘摄入量。

（5）甲状腺癌或良性甲状腺疾病家族史。

预防措施

（1）加强职业防护措施，避免辐射。

（2）健康生活，合理饮食，维持适量碘摄入，增加运动。

（3）合理疏导不良情绪，保持良好心态。

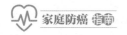

⑫ 前列腺癌

 危险因素

（1）年龄：随着年龄的增长，前列腺癌的发病率明显升高。

（2）种族：不同人种之间差异显著。

（3）遗传因素：患前列腺癌的风险与家庭成员中发病人数、血缘关系以及亲属的发病年龄等因素相关。

预防措施

（1）健康生活，低脂肪饮食。

（2）适当饮用绿茶。

（3）增加大豆、水果、蔬菜和维生素 E 的摄入。

四 家庭防癌的二级预防

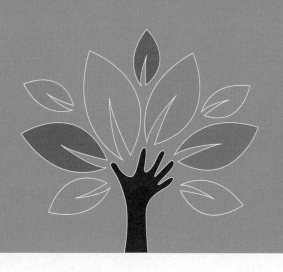

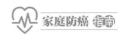
（一）二级预防的概念

　　癌症是人体细胞在外界因素长期作用下，基因损伤和改变积累的结果，很多情况下我们并不能完全避免癌症的发生。如果在一级预防的基础上没有成功阻止细胞的癌变，我们还可以通过早诊早治来对癌症进行防控。

　　早诊早治是癌症的二级预防，是通过专业有效的医疗检查，在健康无症状的人群中发现癌前病变或早期癌症患者，进行早期治疗，以提高癌症患者的生存率和生活质量。

> **小贴士**　目前，专业的防癌体检对于肺癌、结直肠癌、乳腺癌、子宫颈癌等常见癌症都可以做到早期发现、早期诊断。

　　家庭是癌症预防的基本单位，在癌症的二级预防上同样发挥着不可忽视的作用。家庭成员应互相关心，注意观察家人的异常表现以及症状体征，如咳嗽、消化不良、大便习惯改变等，一旦出现相关信号，及时到医院检查。同时，还应该互相监督提醒，定期进行精准的体检，防癌于未然。

（二）癌症的危险信号

当身体出现可能与癌症相关的危险信号时，应给予重视并及时到正规医疗机构诊治。但是，我们平时不能完全依靠症状来早期发现癌症，还是要通过定期体检来发现癌症的蛛丝马迹。

癌症相关的异常情况主要有以下几种。

癌症相关异常情况

1. 身体浅表部位出现异常肿块。

2. 体表黑痣和疣等在短期内色泽加深或迅速增大。

3. 身体出现异常感觉，如哽咽感、疼痛等。

4. 皮肤或黏膜经久不愈的溃疡。

5. 持续性消化不良和食欲减退。

6. 大便习惯及性状改变或带血。

7. 持久性声音嘶哑，干咳，痰中带血。

8. 听力异常，鼻出血，头痛。

9. 阴道异常出血，特别是接触性出血。

10. 无痛性血尿，排尿不畅。

11. 不明原因的发热、乏力、进行性体重减轻。

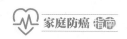

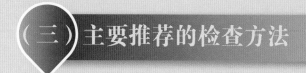

（三）主要推荐的检查方法

具体见表1。

表1 癌症的检查方法

癌 种	检查方法
肺癌	低剂量螺旋 CT
食管癌 / 胃癌	上消化道内镜
结直肠癌	粪便隐血试验、结肠镜
乳腺癌	乳腺 X 线摄影联合乳腺超声
肝癌	乙型肝炎表面抗原、甲胎蛋白检测、腹部超声
子宫颈癌	细胞学检查、高危型 HPV 的 DNA 检测
鼻咽癌	血清 EB 病毒相关抗体检测、鼻咽纤维镜
前列腺癌	前列腺特异性抗原（PSA）检测、直肠指诊、超声
甲状腺癌	超声、甲状腺功能
白血病	血常规、血生化、骨髓穿刺等

（四）常见癌种的早诊方法

1. 肺癌

建议采用胸部低剂量 CT（LDCT）检查。

CT 检查未见明显异常者每年进行 1 次 LDCT 复查。CT 检查发现阳性肺结节，首先要咨询肿瘤专科医生，获得专业的处理建议。

一般有以下三种情况。

（1）确定良性的结节。包括钙化结节、含良性钙化成分的结节、炎性表现的肺结节以及错构瘤 / 结核球等，常规复查即可。

（2）影像学发现有恶性征象的结节（如分叶、毛刺、胸膜牵拉等），要由专业医生判断，大部分需要临床进一步处理。

（3）暂时不能定性的肺结节（既不能肯定是良性的，也不能除外是恶性的），根据大小和性质来决定，如消炎后 CT 复查，或进行穿刺活检鉴别，或者 3 个月后复查 CT 以及 6 ～ 12 个月复查，等等。

无论进行随访复查，还是穿刺、气管镜、手术等，都应遵从肿瘤专业医生的建议。

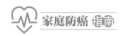

❷ 乳腺癌

推荐采用乳腺 X 线摄影联合超声检查，有高危因素或遗传家族史可以结合乳腺核磁检查。

40 ～ 44 岁的一般风险女性，推荐进行规律性体检。体检前最好与医生共同确定个体化检查方案。存在早发乳腺癌家族史且自身携带有乳腺癌致病性遗传突变的高风险女性，筛查起始年龄可提前至 35 岁。

年轻女性首选超声检查。

目前临床上常根据乳腺影像报告及数据系统（BI-RADS）的不同分级而采取不同的处理。

BI-RADS 0 级	BI-RADS 1、2 级
提示现有影像未能完成评价，需增加其他影像检查。	良性不需特殊处理，常规每年体检。

BI-RADS 3 级	BI-RADS 4 级
建议在此后 3 ～ 6 个月时进行乳腺超声或 X 线摄影复查，根据检查结果选择复查或进一步临床确诊。	建议进行活检及病理诊断。若为阴性，进行定期随访即可；若诊断为癌前病变或癌，应尽快到正规医院诊治。

③.结直肠癌

一般建议 40 岁以上要去做一次结肠镜检查，高危人群更要定期进行检查。

（1）结肠镜检查：每 5 ～ 10 年 1 次。结肠镜是结直肠癌检查的首选，可对可疑病变进行活检并进行病理检查以明确诊断。

（2）免疫法粪便隐血检测（FIT）：每 1 ～ 2 年检查 1 次。检测结果阳性者需进一步接受结肠镜检查。

（3）多靶点粪便 FIT-DNA 检测：实验室检测粪便样本中结直肠癌相关基因突变，每 3 年 1 次。检测结果阳性者需进一步接受诊断性结肠镜检查。

（4）CT 仿真结肠镜：每 5 年 1 次。受检者若拒绝或因自身条件无法进行结肠镜检查，可考虑接受 CT 仿真结肠镜检查。结果异常者需接受进一步结肠镜的检查。

（5）如有明确的家族史和遗传史，一定要根据情况及时到医院咨询，下一代可能要在 20 岁甚至更早进行结肠镜检查。

小贴士

结肠镜检查：每 5 ～ 10 年 1 次。

免疫法粪便隐血检测（FIT）：每 1 ～ 2 年检查 1 次。

多靶点粪便 FIT-DNA 检测：每 3 年 1 次。

CT 仿真结肠镜：每 5 年 1 次。

家族史和遗传史：及时咨询。

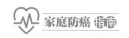

④ 胃癌

推荐胃镜检查。

也可进行血清学检测，包括 PGⅠ、PGⅡ、PGR、G-17、Hp 抗体等项目，但敏感性相对较低。

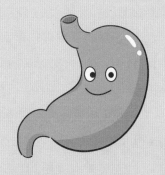

胃镜检查发现可疑病变，可取活检进行病理检查。根据病理结果决定下一步的随访或治疗方式。

萎缩性胃炎、肠上皮化生及低级别上皮内瘤变患者要接受定期复查。

正常或良性病变者每 3 ～ 5 年进行重复筛查。

⑤ 食管癌

推荐胃镜检查。

胃镜检查若发现可疑病变，可取活检进行病理检查。根据病理结果决定下一步的随访或治疗方式。

一般情况下，高级别上皮内瘤变患者需到医院进行治疗。轻度异型增生患者随访要求每 3 年一次，中度异型增生随访要求每 1 年一次。正常或良性病变者每 3 ～ 5 年进行重复筛查。

⑥ 肝癌

建议进行血清甲胎蛋白（AFP）检测以及腹部超声检查。有乙肝、肝硬化等高危因素的家人更要密切关注，根据 AFP 及超声检查结果确定进一步治疗或随访方案。

（1）AFP 阳性，超声异常：建议行肝脏强化 CT 或 MRI，或行肝穿刺活检。如临床确诊，到正规医院接受正规治疗，如无法明确诊断，可超声密切随访，建议每 2～3 个月 1 次。

（2）AFP 阴性，超声异常：应先排除转移瘤；密切随访，每 3 个月复查 1 次 AFP 及超声；必要时做其他影像学检查或相关实验室检查，以明确诊断。

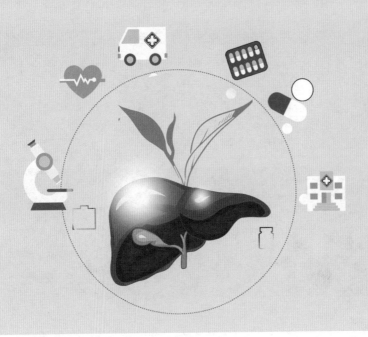

（3）AFP 阳性，超声正常：AFP 异常但 AFP<200μg/L 者，每 2 个月复查 AFP 及超声 1 次；AFP ≥ 200μg/L 者，每月复查 AFP 及超声 1 次，直至做出肝癌临床诊断或排除。

（4）AFP 阴性，超声正常：每半年复查 1 次 AFP 和超声检查。

7.子宫颈癌

子宫颈癌的检查方法主要有细胞学检查、HPV 检测。根据我国子宫颈癌发病年龄特点，推荐检查起始年龄为 25 ～ 30 岁。HIV 感染者或机体免疫功能低下的女性可酌情提前。

25 ～ 29 岁女性
每 3 年进行 1 次细胞学检查。

30 ～ 65 岁女性
可选择以下任意方案进行筛查：① 每 5 年进行 1 次细胞学检查及 HPV 检测；② 每 3 年单独进行 1 次细胞学检查；③ 每 3 ～ 5 年单独进行 1 次 HPV 检测。

65 岁及以上女性
既往 10 年内每 3 年 1 次连续 3 次细胞学检查阴性，或每 5 年 1 次连续 2 次 HPV 检测阴性，无子宫颈上皮内瘤变病史者，患子宫颈癌的风险较低，可根据具体情况安排体检。

8. 卵巢癌

目前尚无理想有效的卵巢癌早诊方法。

常用的卵巢癌早期检查方法有：影像学检查，如超声、MRI、CT等；肿瘤标志物，如血清 CA125、HE4、血清甲胎蛋白（AFP）等；某些情况下可能结合腹腔镜以及细胞学检查。

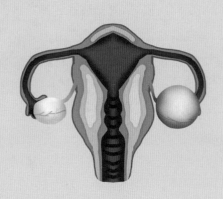

9. 鼻咽癌

鼻咽癌的检查可以结合问卷调查、体格检查以及血清 EB 病毒 VCA /IgA 抗体检测，也可在体检时结合间接鼻咽镜的检查。

体检正常并且血清检查结果为阴性时，一般情况下可 5 年后重复进行鼻咽癌检查。当发现有鼻咽癌症状体检异常或 EB 病毒检测异常时，要及时到医院就诊，进行鼻咽镜检查，根据病理诊断结果决定随访间隔时间或临床治疗。

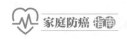

⑩ 白血病

不同类型的白血病表现差异较大。我们要及时关注身体出现的异常。常见的症状包括发热、乏力、淋巴结肿大、贫血、出血以及骨关节疼痛等。

出现相关症状应及时到医院就诊，医生通过血常规、生化检查以及骨髓活检、免疫分型等检查可以明确诊断及时治疗。

⑪ 甲状腺癌

甲状腺癌大部分预后良好，且超声检查方便实施，坚持定期体检可解决大部分问题。主要检查方法包括甲状腺功能检查和颈部触诊、颈部超声检查。

⑫ 前列腺癌

建议定期体检，目前主要应用血清前列腺特异性抗原（PSA）检测，同时结合超声检查和直肠指诊。

五　家庭防癌的三级预防

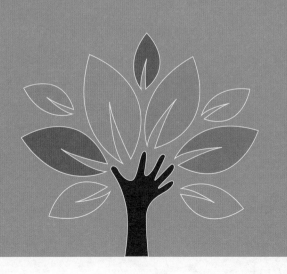

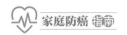
（一）三级预防的概念

　　癌症的三级预防是指患癌后进行规范治疗，改善生活质量，延长生存时间。在这一阶段，家庭和家庭成员同样扮演着重要的角色。

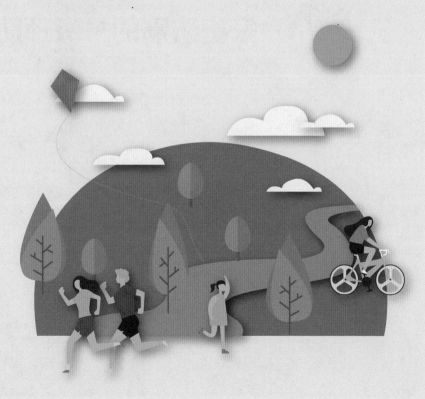

（二）治疗前的准备

由于癌症治疗和康复是一个长期的、艰苦的过程，医生、患者和家庭必须通力合作，才能组成抗癌的最强联盟。在开始抗癌战斗的时候，家庭成员要做好充分的准备。

① 心理准备

保持良好的心态是整个治疗和康复的基石，家庭则是患者心理健康的"加油站"。研究发现，约20%的肿瘤患者存在各种类型的抑郁症，发生率是普通人的3倍以上。抑郁的发生可增加39%的死亡率，这一问题必须引起癌症患者和家庭成员的高度重视。

一般情况下，被诊断为癌症时，患者通常会经历怀疑否认、恐惧抱怨、悲伤抑郁、接受适应四个阶段的心理变化。患者的家庭成员一定要了解这一心理历程，通过积极干预和帮助，使患者早日进入接受适应的阶段。

做好心理建设，以下四点非常有效。

一是信心。癌症确诊后，医生一般会先把病情告诉家属，

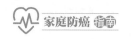

家属最先面对生死考验，其承受力往往决定家庭的抗癌信心。因此，家属要树立癌症是慢性病，并非不可战胜的信念。

二是耐心。面对未来可能要出现的许多不确定因素，家庭成员要保持耐心，对患者从言语到情绪上的安抚是必不可少的。

三是恒心。癌症治疗和康复的过程漫长而艰辛，家庭成员必须树立持之以恒的信念，同时，要在时间上、经济上做好必要的准备。

四是细心。时刻了解患者的心理需求，关注患者身体的细微变化，针对性地予以关怀和照顾。

信心：癌症并非不可战胜。

耐心：从言语到情绪上的安抚。

心理建设

恒心：在时间上、经济上做好必要的准备。

细心：关注患者的细微变化。

❷ 就医准备

癌症的规范化治疗是长期临床工作的科学总结，根据癌症种类和疾病分期来决定综合治疗方案，是治愈癌症的基本保障。在这一阶段，家庭和家庭成员做到理性就医和科学选择，是决定整个抗癌战斗胜利的关键。

一是找对医院，规范化治疗。癌症来临，家庭成员首先要理性面对，结合家庭经济条件和患者病情，理性就医，科学选择。

 癌症治疗的规范化，尤其是首次治疗的规范化至关重要，因此，一定要找对医院、找对医生，找专业的人做专业的事。

二是科学抗癌，不信偏方。癌症诊断的金标准是病理诊断，一定要尽可能先明确病理诊断，耐心地按规程完善所有检查和准备。现在的信息来源很丰富，但良莠不齐，不要相信所谓偏方，不要相信抗癌神话，不要盲从，科学抗癌才是治愈癌症的唯一路径。

三是多学科协作抗癌。癌症的治疗效果好坏，常常同临床分期以及多种治疗手段联合使用密切相关，治疗方案常常不是唯一的，会有多个选项。随着医学的进步，治疗癌症的

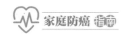
方法越来越多，从传统的三大疗法，即手术、化疗、放疗，到靶向治疗、免疫治疗等，这些疗法综合在一起即为多学科诊疗模式，就是把外科、内科、放疗科、影像科、病理科等所有有关的科室整合在一起，发挥各自优势共同治疗肿瘤。家庭成员应了解多学科诊疗的特点，积极配合医院和医生，力求达到最佳结果。

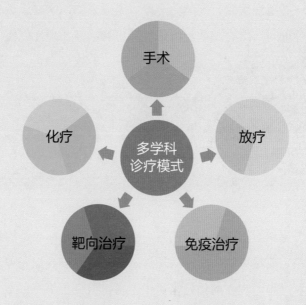

四是积极地配合治疗。 在确定医院和医生后，家庭成员需要做的最重要的事就是充分信任医生和积极地配合治疗。有几点注意事项提醒大家。

合理期望。 要树立对治疗方式疗效的信心并做好对不良反应的承受准备，既能承受胜利的喜悦，也能忍受斗争的辛苦。

有效和良好的沟通。家庭成员要记录和保留患者的癌症类型、分期、可选择的治疗方案以及治疗过程等资料和信息，与医生保持良好的、有效的沟通。

量力而行。对治疗的费用和经济成本要有预估和了解，根据家庭经济情况和病情，做到量力而行，只选对的，不选贵的。

不要急，慢慢来。请记住，没有哪个癌症患者是在等待检查和确定决策时被耽误了治疗，影响了治疗效果的，而盲目的、轻率的治疗和错误的选择，才是许多患者治疗失败的原因。

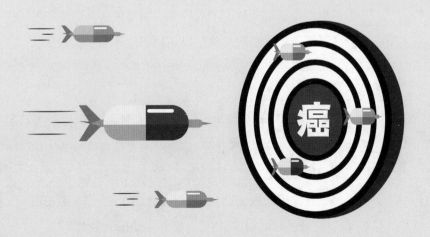

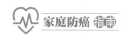
（三）常见的治疗方法

　　癌症的治疗方法包括手术治疗和非手术治疗两种，非手术治疗包括化学治疗、放射治疗、靶向治疗、免疫治疗、内分泌治疗、中医治疗等。虽然家庭和家庭成员在这一阶段处于从属和配合的地位，但对各种治疗方法和手段的优势和局限有所了解，对治疗的顺利实施会有很大的帮助。

❶手术治疗

　　手术治疗是通过外科手术对肿瘤原发灶包括其周围的淋巴结和区域组织进行整块切除，以达到治疗肿瘤、减轻症状的目的。肿瘤相关的手术方式包括根治性手术、姑息性手术、减瘤性手术和预防性手术。

　　（1）根治性手术，是肿瘤治疗中最常用的一种手术方式。它通过对肿瘤原发病灶连同周围的淋巴结及转移区域的组织整块切除，尽可能达到"根治"的目的。一般来说，根治性手术适合那些肿瘤局限于原发部位及区域淋巴结，尚未发现存在其他部位转移灶，且身体情况能够耐受根治手术者。

（2）姑息性手术，是在肿瘤已失去完整切除的机会时，采取的通过外科手术达到挽救生命、缓解症状、减轻痛苦、改善生活质量的目的的治疗方式，属于一种姑息性治疗。

（3）减瘤性手术，针对较大的肿瘤或肿瘤产生的一些明显的压迫症状，虽然肿瘤无法完全切除，但通过切除部分肿瘤组织，可以减轻症状，减轻瘤负荷，为进一步治疗创造条件。

（4）预防性手术，针对某种癌症高危人群的癌前病变，通过预防性切除相应器官，防止其恶变成癌，达到预防癌症发生的目的。

大部分实体肿瘤患者有可能经历手术治疗，但也有一部分患者不需要或不能耐受手术治疗。

部分患者不需要或不能耐受手术治疗

血液淋巴系统的非实体肿瘤（白血病、淋巴瘤、骨髓瘤等）。

身体状况差，伴有恶病质、营养代谢紊乱、酸碱失衡无法纠正。

有心脑血管、呼吸系统、肝肾等重要脏器合并疾病。

严重传染病急性期。

患者拒绝或不能配合。

手术部位特殊，或与重要血管无法分离。

转移范围广泛，尤其涉及重要脏器，手术无法获益。

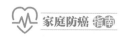

❷ 化学治疗

化学治疗（化疗）是指通过细胞毒性药物抑制或阻止不同细胞周期的癌细胞分裂和增殖，从而杀灭肿瘤细胞的治疗方法，是一种全身性治疗方法。化疗的作用主要体现在治愈癌症、辅助其他治疗方式、控制癌症发展和转移、缓解癌症症状。临床上根据治疗的目标不同将化疗分为以下几种。

（1）根治性化疗，是指对于化疗药物敏感，通过单纯化疗就可以治愈的癌症，采取的以治愈为目的的化疗。比如，对绒毛膜上皮癌、睾丸精原细胞瘤、儿童白血病、霍奇金淋巴瘤等进行的化疗。

（2）姑息性化疗，是指癌细胞负荷大或癌细胞广泛转移，现有的医疗水平无法提供敏感有效的化疗药物，化疗的目的只是控制癌症的发展，减轻症状，延长患者的生命或者提高患者生活质量。

（3）辅助性化疗，是指肿瘤已经通过手术切除，通过化疗来杀灭残余的或潜在的转移细胞，以达到预防复发和转移的目的，从而提高肿瘤的治愈率。这是临床常用的化疗方式。

（4）新辅助化疗，是通过术前化疗使病灶减小，实现肿瘤降期，以提高手术根治切除率。这种方法可以使部分失去手术机会的患者重新获得手术机会，同时还可以杀灭潜在的转移病灶，降低术后复发转移的可能。

癌症的化疗有时会选用单一药物，但通常是两种或两种以上药物组合使用，叫作联合化疗。不同的药物以不同的方式发挥作用，可以有效杀死癌细胞并减轻不良反应，同时也有助于降低对化疗药物产生耐药性。

> **小贴士**　临床上选择药物治疗方案需要考量的因素很多，比如，癌症的病理类型、分期，基因突变情况和药物敏感性，治疗的目标，患者的年龄、健康状况，合并的疾病（心脏、肝脏或肾脏疾病），过往接受的癌症治疗药物。

❸ 放射治疗

放射治疗（放疗）是一种局部的肿瘤治疗方法，利用高剂量射线照射肿瘤，杀死或破坏癌细胞，抑制其生长、繁殖和扩散。虽然一些正常细胞也会受到破坏，但是大多数经过一段时间会修复。放疗只会影响肿瘤及其周围组织，不会影响全身。大约 70% 的癌症患者需要放射治疗，约有 40% 的癌症可以通过放射治疗根治。放射治疗在肿瘤治疗中的作用和地位日益突出，已成为治疗恶性肿瘤的主要手段之一。

现在放疗技术已经由二维放疗发展到三维放疗、四维放疗，剂量分配也由点剂量发展到体积剂量及剂量调强，所以不良反应更小，精确度更高。

目前，放疗技术主流包括立体定向放射治疗（SRT）和立体定向放射外科（SRS）。立体定向放射治疗（SRT）包括

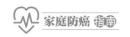

三维适形放疗（3DCRT）、三维适形调强放疗（IMRT）；立体定向放射外科（SRS）包括 X 刀、伽马刀（γ 刀）和射波刀等，均属于立体定向放射治疗的范畴，优势是可以短时间内大剂量照射，定位更准确，实现治疗效果的最大化。

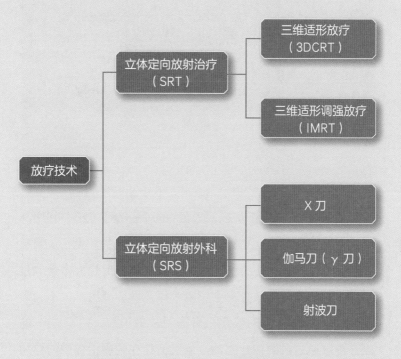

临床上根据治疗的目标不同，放射治疗分为以下四种。

（1）根治性放疗，是指应用对肿瘤致死量的射线，全部消灭恶性肿瘤的原发和转移病灶。主要适用于对放射线敏感或中度敏感的肿瘤，如皮肤癌、鼻咽癌、头颈部肿瘤、淋巴瘤、子宫颈癌、前列腺癌等。

（2）姑息性放疗，是指应用放射方法治疗晚期恶性肿瘤的原发和转移病灶，以达到减轻痛苦、改善症状、延长生命的目的。有时将姑息性放疗称为减症放疗，适用于止痛、缓解压迫症状、促进溃疡性癌灶控制、改善生活质量。

（3）辅助性放疗，是指放疗作为综合治疗的一部分，于手术或化疗的实施过程中辅助使用，以提高肿瘤的治愈率。在手术或化疗前后，放疗可以缩小肿瘤或消除潜在的局部转移病灶，提高治愈率，减少复发和转移。

（4）肿瘤急症放疗，临床上肿瘤患者出现急症表现，放疗也可以发挥其他疗法无法替代的作用，如上腔静脉压迫综合征、颅内压增高症、脊髓压迫症、骨转移疼痛等。

④ 靶向治疗

靶向治疗是以肿瘤细胞明确的致癌位点（可以是肿瘤细胞内部的一个蛋白分子，也可以是一个基因片段）来设计相应的治疗药物，药物进入体内会特异性选择致癌位点来结合发生作用，通过抑制肿瘤细胞增殖、转移和肿瘤血管生成，干扰细胞周期，诱导肿瘤细胞分化、凋亡等途径达到治疗肿瘤的目的，而不会波及正常组织细胞。

靶向治疗根据作用部位不同分为肿瘤细胞靶向治疗和肿瘤血管靶向治疗，前者以肿瘤细胞表面的特异性抗原或受体作为靶点，后者针对肿瘤区域新生毛细血管内皮细胞表面的特异性抗原或受体而发挥作用。

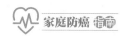

　　国家卫生健康委员会颁布的《新型抗肿瘤药物临床应用指导原则（2018 年版）》明确指出：抗肿瘤药物临床应用需在病理组织学确诊后或基因检测后方可进行。另外，一些不需要基因检测也可以使用的小分子靶向药物和大分子单克隆抗体类药物，临床应用时也应当遵从医嘱，切勿盲目用药。

> **小贴士**　　目前，靶向治疗可以是一线治疗，但更多的是在二线或三线使用，应用范围包括辅助治疗、新辅助治疗、维持治疗和联合治疗等多个方面。

❺ 免疫治疗

　　肿瘤的免疫治疗是通过激活人体免疫系统，依靠自身免疫机能杀灭癌细胞和肿瘤组织。与手术、化疗、放疗和靶向治疗不同的是，免疫治疗针对的靶标不是肿瘤细胞和组织，而是人体自身的免疫系统，意味着患者运用自身的免疫力战胜癌细胞。对于适合的患者来说不仅疗效好而且不良反应轻，达到了人类对抗肿瘤治疗方式的最理想状态。

　　目前的癌症免疫疗法主要包括免疫检查点阻断剂、过继细胞疗法、非特异性免疫激活剂与癌症疫苗。临床应用最多的是免疫检查点阻断剂。

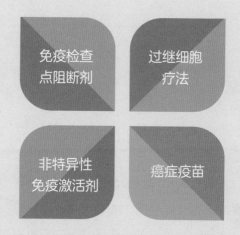

近年，癌症免疫治疗方面的好消息不断，已应用于多种肿瘤，如恶性黑色素瘤、肺癌、肾癌、膀胱癌、乳腺癌、肝癌、胃癌等的治疗。

⑥ 内分泌治疗

激素是由机体内分泌细胞产生的一类化学物质，其随血液循环到全身，对特定的组织或细胞发挥特有的效用，有些肿瘤的发生和发展具有激素依赖性，治疗中可应用一些激素或抗激素类物质，以使肿瘤生长所依赖的条件发生变化，从而抑制肿瘤的生长。

临床上应用较多的激素治疗方案有：（1）用甲状腺素抑制促甲状腺素的分泌以治疗甲状腺癌；（2）用性激素（包括雌激素、孕激素、雄激素）及抗性激素药物治疗乳腺癌和前列腺癌;（3)用肾上腺皮质激素与化疗联合以增强化疗疗效,

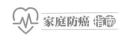
降低不良反应。因此，内分泌治疗也被称为激素替代疗法。

7 中医治疗

中医中药是我国传统医学的瑰宝，深受广大人民群众的信任，在抗癌阵营中也是不可或缺的。目前，虽然中医中药对癌细胞的直接杀灭作用不如西医西药，但中医中药能提高机体对肿瘤细胞的免疫功能，减轻放化疗的不良反应，在放化疗的增效增敏、改善患者生活质量等方面也有独特优势。我们要正确认识和把握中医中药在肿瘤治疗中的作用和时机，制订最适合患者的个体化治疗方案。

总之，肿瘤的综合治疗要同等重视患者的全身情况和肿瘤的情况，兼顾局部和整体。肿瘤的综合治疗不是手术、化疗、放疗等治疗方法的简单组合，而是一个有计划、有步骤、有顺序的个体化、系统化的治疗过程，需要多学科有效地协作才能顺利完成。

小贴士

肿瘤综合治疗的目的有根治性治疗和姑息性治疗两类：治疗初期，经过全面评估，如果肿瘤有治愈的可能，就应以根治为目的；但如果属于姑息性治疗，就以延长患者的生存时间、提高生活质量为基本目标，既要重视近期疗效，也要重视远期疗效和生活质量。

（四）康复

　　癌症康复，是指癌症患者经过综合治疗后，恢复健康的阶段和过程。包括患者身体上的康复、心理上的康复以及重新融入社会和工作的职业康复。

　　癌症的治疗往往需要经历手术、放疗、化疗以及内分泌治疗等多种治疗方法的综合应用，是一个相对较长的过程。而且针对其容易复发转移的特点，治疗结束后的几年内还应该坚持复查随访，在这个阶段，患者和家庭都要积极遵照医嘱，按时复查，密切沟通，发现异常及时处理。

　　另外，随着医学的发展进步，癌症治疗已经不仅仅是清除癌细胞，还包括如何帮助患者处理癌症本身和治疗给他们生理或心理等方面带来的影响，提高他们的生活质量。在康复阶段，家庭和家庭成员的作用尤其重要。亲人之间互相信任，坦诚沟通，在患者身心恢复和社会回归等方面能发挥不可替代的作用。

　　肿瘤患者的康复涉及医学、药学、护理学、心理学、社会学、伦理学、营养学等许多方面。家庭和家庭成员需要认识癌症患者康复的复杂性和重要性，了解肿瘤患者康复期的注意事项。

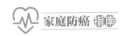

针对癌症或相关治疗造成的生理损伤。 **身体支持**

心理支持 引导患者正确认识疾病，积极配合治疗，乐观向上。

帮助患者能够在疾病治疗结束后回归工作岗位。 **职业支持**

社会支持 帮助患者回归社会，消除社会对癌症患者的歧视，让他们能更好地融入社会。

辅助方法 除以上的支持，还要积极采取一些辅助方法来提高患者的生活质量，如物理治疗、改善饮食、医疗训练、心理干预和健康教育，对于患者的康复都可以起到一定的帮助作用。

1. 坚持定期检查

癌症患者治疗结束的 1～3 年还处于癌症的不稳定期，遵照医嘱定期复查是必不可少的。一般情况下，治疗后 2 年内需要每 3 个月复查一次，2～5 年每半年复查一次，5 年后每年复查一次。规律的复查随访可以早期发现异常，及时处理。

2. 改变不良生活习惯

癌症的发生和不良生活习惯息息相关，在康复期也是一样，痛定思痛，在治疗结束后患者一定要注意改变既往生活方式中不良的习惯，如抽烟、喝酒等，同时积极运动，多吃蔬菜、水果。

3. 建立心理疏解通道

亲情、友情能够有效排解负面情绪，亲人的关怀和安慰至关重要。家庭成员之间要针对癌症患者的不良情绪给予关心和鼓励，经常陪他们聊聊天，外出活动一下，换换环境，减缓压力。

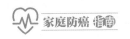

④ 适当运动

运动和锻炼不仅可以提升患者的免疫功能，同时还可以进行免疫反应的调整。规律的有氧训练可以减轻疲劳状态，对康复治疗的质量提升有良好的影响。

有氧运动可有效缓解患者的心理压力，改善患者的情绪反应，使患者的焦虑、睡眠不足等不良状态减轻或消失。

坚持规律、适当的运动可以使癌症患者的生存质量、心理状态和生理状况得到良好的改善。

⑤ 合理饮食和充足睡眠

饮食和睡眠是机体免疫力的护身符，是抵抗癌症复发转移的绿色城墙。

针对癌症患者失眠，首先是采取针对病因的治疗，要在抗癌的同时，给予失眠必要的处理。

当出现睡眠问题时，要到睡眠门诊寻求专业帮助，也可以结合非药物治疗方法，如认知行为治疗、冥想放松训练、生物反馈治疗等。

⑥ 建立慢性病管理的理念和信心

家庭要协助患者建立癌症是慢性病的理念，就像高血压、糖尿病一样，只要做到有效管理，就能减少疾病对身体和健康的危害。同时也要改变对待癌症的态度，正确面对死亡，积极争取更好的治疗效果。

家庭是防癌的基本单位，也是前沿阵地。在家庭防癌中，每个人都要负起责任，把自己当成家庭防癌的第一责任人和家庭成员健康的监督者。只有大家一起努力，共同防控癌症，才能在国家推进健康中国建设、提高人民健康水平的大背景下，享受健康、幸福、美满的生活。

健康中国健康家，关爱生命，科学防癌！

癌症对我们的影响，有时候取决于我们对待癌症的态度和做法。真正能打倒你的，不是癌症，而是你自己。我们能做的是正视癌症，积极提高身体的免疫力，保持良好的身心状态，达到病情长期稳定，实现与癌症"和平共处"。